AF459005

P. COURTOIS

CONTRIBUTION A L'ÉTUDE

DE LA

Valeur pronostique de l'Albumine
DANS LES CRACHATS DES TUBERCULEUX

Novembre 1913

LILLE
PLATEAU & Cie, Imprimeurs-Éditeurs
25, Rue Nicolas-Leblanc, 25

1913

P. COURTOIS

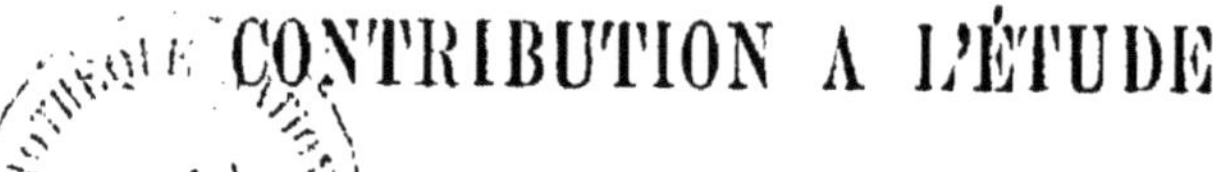

CONTRIBUTION A L'ÉTUDE

DE LA

Valeur pronostique de l'Albumine

DANS LES CRACHATS DES TUBERCULEUX

Novembre 1913

LILLE
PLATEAU & Cie, Imprimeurs-Éditeurs
25, Rue Nicolas-Leblanc, 25
1913

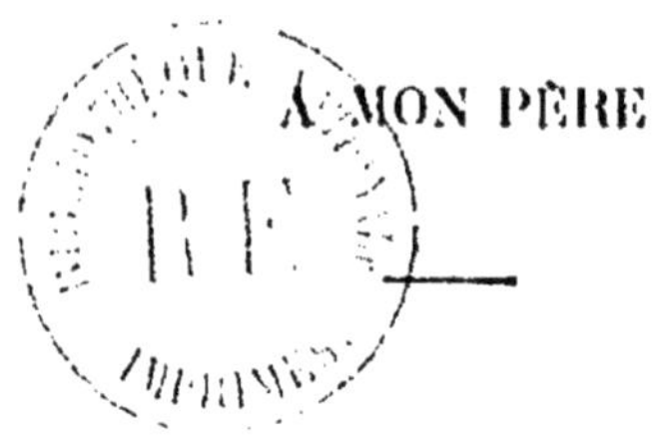

A MON PÈRE

A MA MÈRE

A LA MÉMOIRE DE MA SŒUR AINÉE

A MES FRÈRES ET SŒURS

A TOUS CEUX QUE J'AIME
ET QUI ME LE RENDENT

A MON PRÉSIDENT DE THÈSE

MONSIEUR LE PROFESSEUR CALMETTE

Professeur d'Hygiène à la Faculté de Médecine
Directeur de l'Institut Pasteur
Commandeur de la Légion d'Honneur

Hommage de respectueuse reconnaissance pour la bienveillance qu'il m'a toujours témoignée pendant mon internat au Sanatorium de Montigny et pour l'honneur qu'il me fait en présidant cette thèse.

A MES MAITRES

DE LA FACULTÉ DE MÉDECINE
ET DES HOPITAUX DE PARIS

Témoignage de vive reconnaissance pour les bons enseignements qu'ils m'ont prodigués pendant toutes mes études.

A MONSIEUR LE DOYEN

A MESSIEURS LES PROFESSEURS
DE LA FACULTÉ DE MÉDECINE DE LILLE

A Monsieur le Docteur L. GUINARD

Médecin-Directeur

de l'Œuvre des Sanatoriums populaires de Paris

Chevalier de la Légion d'Honneur

A Monsieur le Docteur L. SMOLIZANSKI

Médecin-Chef

du Sanatorium de Montigny

AVANT-PROPOS

Les différentes recherches faites sur l'albumino-réaction dans les crachats ont pleinement confirmé les conclusions que le professeur Roger tirait de ses travaux.

« La recherche de l'albumine, disait-il, permet de diviser les expectorations en deux grands groupes : les unes ne contiennent pas d'albumine : elles sont dues à une sécrétion plus ou moins abondante de la muqueuse bronchique et sont en rapport avec la bronchite simple aiguë ou chronique et avec l'emphysème pulmonaire.

» Les autres qui contiennent de l'albumine, traduisent un processus plus profond; elles doivent être rattachées à une inflammation ou à une exsudation : elles permettent d'éliminer une bronchite simple ».

Cette recherche de l'albumine dans les crachats a été proposée par beaucoup d'auteurs pour confirmer le diagnostic de tuberculose, lorsque le diagnostic est hésitant, lorsqu'en particulier le bacille tuberculeux fait défaut dans les crachats.

D'une thèse portant sur 164 examens de crachats dont 80 observations de MM. Roger et Lévy-Valensi, Mlle Wourmann conclut :

« Dans la tuberculose, quelle que soit la forme clinique, qu'il s'agisse de tuberculose à marche rapide ou chronique, de lésions initiales ou avancées, les expectorations renferment toujours de l'albumine; sur 95 observations, nous n'avons pas trouvé une seule exception; quand l'expectoration est dépourvue d'albumine, on peut rejeter le diagnostic de tuberculose ».

La présence d'albumine dans les crachats ne se rencontre pas en effet que dans la tuberculose.

Dans la pneumonie, il y a toujours de l'albumine dans les crachats; mais elle disparaît complètement à la défervescence de la maladie; sa persistance indique que le processus n'est pas terminé et permet de prédire soit le développement d'un nouveau foyer, soit le développement d'un empyème.

Dans ce cas, l'allure aiguë et les symptômes de la maladie ne laissent généralement pas le diagnostic hésitant.

Chez les cardiaques, chez les albuminuriques qui font une poussée bronchitique, on peut trouver de l'albumine dans les crachats, lorsqu'on a affaire à un processus exsudatif. — Dans ce cas, l'examen approfondi de tous les organes permet de trouver la véritable cause de l'exsudation.

Chez 29 tuberculeux, dont 23 seulement ont des bacilles dans les crachats, Oddo et Gachet trouvent l'albumino-réaction positive.

Et ils concluent :

« Nos recherches confirment pleinement les [illegible]

tats obtenus par ROGER et LÉVY-VALENSI, à savoir la présence constante d'albumine dans les crachats de tuberculeux. Nous attirons spécialement l'attention sur les formes de bronchite chronique, dont l'examen stéthoscopique indique des lésions tuberculeuses douteuses ou peu marquées et dans lesquelles l'examen bactériologique est négatif. La présence d'albumine est en faveur de leur nature tuberculeuse, étant donné que les malades ne sont ni des cardiaques ni des albuminuriques.

» L'albumino-réaction constitue un procédé nouveau fort intéressant d'investigation, dont on ne peut prévoir encore toute la portée; mais qui, à l'heure actuelle, doit être utilisée dans le diagnostic de la tuberculose pulmonaire ».

COSTA, CORNU, DARASSE et MONGOUR, dans une communication, et DARASSE dans sa thèse, ont obtenu des résultats analogues à ceux de ROGER.

Sur 13 nouveaux examens de crachats de tuberculeux, MM. ROGER et LÉVY-VALENSI ont trouvé 11 résultats positifs et 2 négatifs.

Il s'agissait, pour le premier de ces deux derniers, d'un cas de tuberculose granulique aiguë.

« Et l'on conçoit très bien, dit le professeur ROGER, que lorsque la poussée aiguë de tuberculose se traduit par une éruption de granulations miliaires, les expectorations puissent être dépourvues d'albumine ».

Dans le deuxième cas, il s'agissait d'une tuberculose dont l'évolution était arrêtée et pour laquelle la recherche des bacilles de KOCH et l'intradermo-réaction furent négatives.

ROULET, médecin du Sanatorium de Leysin, a recherché l'albumine dans les crachats de 118 tuberculeux.

Le tableau suivant présente les résultats obtenus par cet auteur :

Nombre d'observations	Albumino-réaction		Bacille de Koch	
	+	—	+	—
1er degré 28	26	2	3	25
2e degré 50	50	0	44	6
3e degré 40	40	0	40	0

L'une des deux malades chez lesquelles ROULET obtient des résultats négatifs peut être considérée comme non tuberculeuse. En effet, elle ne présente, à l'auscultation, qu'une diminution du murmure vésiculaire; dans l'expectoration, peu abondante, muco-purulente, aucun bacille n'a pu être trouvé après plusieurs examens.

La seconde avait fourni des crachats provenant exclusivement du rhino-pharynx.

DIEUDONNÉ, recherchant l'albumine dans les crachats de 57 tuberculeux ou anciens tuberculeux, a toujours trouvé l'albumino-réaction positive. Chez quelques-uns des tuberculeux guéris, la recherche de bacilles à l'antiformine était encore positive; chez tous les autres elle était négative.

« Ces recherches, conclut-il, ayant porté uniquement sur des tuberculeux ou des tuberculeux guéris, ne prétendent pas établir la valeur de l'albumino-réaction dans le diagnostic différentiel entre le catarrhe tuberculeux et les catarrhes dus à d'autres causes ».

» Chez les bacillaires, cette réaction paraît avoir une grande importance pour contrôler la réalité de la guérison. Elle est plus sensible que le procédé bactériologique et semble différencier d'une façon très sûre les sécrétions pathologiques issues d'un foyer tuberculeux actif ou guéri depuis très peu de temps et les sécrétions banales qui survivent plusieurs mois à d'anciennes lésions spécifiques. Il est intéressant de noter que chez deux malades, chez lesquels l'antiformine ne décelait pas de bacilles, et dont les crachats présentaient encore de l'albumine, un incident pathologique vient de survenir après trois mois de guérison apparente, prouvant que toute activité de foyers n'était pas définitivement éteinte ».

Les docteurs H. Roger et Mikailoff, de Montpellier, ayant fait des recherches sur les crachats de 60 malades, concluent :

« L'albumino-réaction a surtout une valeur quand elle est négative; elle permet d'éliminer la bacillose ».

Le docteur Geeraerd, Médecin-Directeur des dispensaires Albert-Elisabeth et Léopold de Bruxelles a examiné les crachats de 150 malades.

Il obtient les résultats suivants :

		Bacille de Koch +	Bacille de Koch —
CAS POSITIFS (117)	1er degré 69	18	51
	2e degré 28	19	9
	3e degré 20	14	6

CAS NÉGATIFS (33)	7 cas chez des malades présentant ou ayant présenté des signes certains de tuberculose pulmonaire.
	26 cas chez des malades toussant et expectorant, mais ne présentant aucun signe de tuberculose pulmonaire.

Dans les 7 cas où elle fut négative, la recherche a été pratiquée alors que l'évolution était arrêtée, le malade guéri. Certains de ces malades furent suivis; ayant repris leur travail, ils continuaient à grossir et ne présentaient plus aucun signe objectif.

« Le fait, dit le docteur Geeraerd, que l'albumino-réaction peut se montrer négative dans des cas que le clinicien considère comme positifs, me paraît important en ce sens que l'absence d'albumine serait de nature à constituer une preuve de l'état cicatriciel des poumons à la suite d'une cure efficace.

» Pour établir le diagnostic précoce, je considère la réaction comme possédant une valeur très réelle, d'une très grande sensibilité, infiniment plus délicate que la recherche du bacille de Koch.

» Il est évident que l'examen microscopique conservera toujours son importance, mais chacun sait qu'il serait dangereux d'attendre l'apparition du bacille spécifique dans les crachats pour imposer aux malades une cure efficace, et c'est là que l'albumino-réaction prend une importance considérable.

» Voici une observation démonstrative à ce point de vue : Homme âgé de 27 ans, se présente au Dispensaire il y a trois mois, toussant et crachant depuis quelque temps. Pas de fièvre, pas d'amaigrissement.

État général excellent. Aucun trouble subjectif. A l'examen un peu de rudesse inspiratoire au sommet gauche. Je procède à la recherche de l'albumine dans l'expectoration, et la réaction est positive. Examen microscopique négatif au point de vue du bacille de Koch. Laissant le diagnostic en suspens, je tiens le malade en observation et je le revois au bout d'un mois. La situation n'a pas changée; aucune aggravation. La cuti-réaction faite en ce moment se montre positive. Un mois plus tard, je revois de nouveau le malade; il existe alors de la température presque tous les soirs, un peu d'amaigrissement et je perçois des craquements au sommet gauche. J'ai envoyé le malade au Sanatorium.

» Si donc chez un malade présentant des signes douteux de tuberculose pulmonaire au début, la recherche de l'albumine dans l'expectoration se montre positive en même temps que la cuti-réaction, le diagnostic pourra être affirmé dans la plupart des cas.

» L'utilité de la réaction de Roger et Lévy ressort ici de ce fait qu'une cuti-réaction seule est insuffisante pour affirmer qu'il existe une lésion en évolution, tandis que telle sera précisément la signification à attribuer à la présence d'albumine dans les crachats.

» En conclusion, j'estime que la réaction de Roger et Lévy doit prendre place dans la pratique courante, eu égard à sa valeur et à sa grande facilité d'exécution. Particulièrement dans les Dispensaires antituberculeux, l'albumino-réaction doit être introduite, combinée aux diverses réactions spécifiques, notamment à la cuti-réaction, en lui accordant la signification que je lui ai donnée plus haut ».

Enfin le docteur SMOLIZANSKI, Médecin-Chef du Sanatorium de Montigny-en-Ostrevent, publie dans sa thèse les recherches faites sur 252 malades; le tableau suivant résume les résultats obtenus :

Nombre d'observations	Albumino-réaction		Bacille de Koch	
	+	—	+	—
1er degré 37	30	7	7	30
2e degré 104	103	1	78	26
3e degré 111	111	0	111	0

Chez un grand nombre de ses malades, le docteur SMOLIZANSKI a fait le dosage pondéral et le dosage volumétrique au tube d'ESBACH.

Séparant les diverses albumines (sérine et globuline), ROGER et Mlle WOURMANN d'abord, puis ODDO et GACHET, et enfin M. SMOLIZANSKI ont montré que la prédominance de la sérine indiquait une tuberculose à marche rapide. Dans les cas favorables, au contraire, ils ont montré une prédominance de la globuline.

Cette recherche avec dosage de la globuline et de la sérine, comme d'ailleurs le dosage pondéral, constituent des procédés de laboratoire très délicats, et s'ils ont l'avantage d'être très précis, ils ne sont malheureusement pas à la portée du clinicien.

Tout au contraire le dosage volumétrique au tube d'ESBACH est un procédé simple, et qui ne demande que peu de temps.

L'albumine dans les exsudats bronchiques résultant

du processus inflammatoire, nous avons voulu rechercher, en faisant le dosage sur un très grand nombre de cas, si la quantité d'albumine était proportionnelle à l'étendue et à l'activité des lésions, s'il était possible en quelque sorte, avec plus de précision encore, et sans ce coefficient personnel d'appréciation que comporte l'auscultation stéthoscopique, de mesurer l'activité, l'étendue, et la profondeur des lésions chez un tuberculeux pulmonaire.

Ainsi que l'a établi le professeur Roger, l'albumine dans les crachats peut se rencontrer chez les cardiaques; elle peut être due égalemet à une poussée d'œdème pulmonaire chez un albuminurique.

Le dosage volumétrique demande donc à être fait en même temps que la recherche d'albumine dans les urines.

TECHNIQUE DU DOSAGE VOLUMÉTRIQUE

I

Récolte des crachats

Le dosage volumétrique doit être pratiqué sur l'expectoration de vingt-quatre heures.

Ayant recueilli les crachats dans un crachoir bien propre, il faut en pratiquer l'examen le plus tôt possible, de façon à éviter la fermentation qui, dédoublant la mucine et les nucléo-protéides, produirait une certaine quantité d'albumine.

L'analyse doit porter sur des crachats bronchiques que l'on reconnaîtra facilement à l'examen microscopique, grâce à la présence de cellules alvéolaires ou bronchiques; cet examen microscopique préalable permettra en même temps de noter la présence ou l'absence du bacille tuberculeux.

Dans les crachats pharyngés, au contraire, ce qui prédomine, ce sont de grosses cellules épithéliales bourrées de bactéries.

Beaucoup de malades, atteints de pharyngites ou d'amygdalites présentent uniquement de ces crachats à l'examen. Un résultat négatif n'a aucune valeur en pareil cas.

Il est bon d'ailleurs de recommander au malade de se rincer très attentivement la bouche le matin au réveil et après chaque repas, de façon à éviter que les particules alimentaires et les mucosités pharyngées ne soient mélangées aux expectorations qu'il doit soumettre à l'examen.

II

Préparation du filtrat

Les crachats sont versés dans un verre gradué; on note leur quantité, puis on les délaye avec une quantité égale d'eau ordinaire ou distillée.

(On peut en cas de répugnance, et pour rendre l'examen moins pénible, délayer en ajoutant quantité égale d'un mélange d'eau et d'éther).

On ajoute alors quelques gouttes d'acide acétique, de 1 à 6 gouttes, suivant la quantité et la consistance des crachats, de façon à coaguler la mucine et les nucléo-albumines; et l'on triture soigneusement avec une baguette de verre.

Le contenu du verre est alors jeté sur du papier filtre ordinaire, que l'on a préalablement mouillé, ce qui facilite la filtration.

Il faut éviter de mettre une trop grande quantité d'acide acétique, qui empêcherait ultérieurement la précipitation de l'albumine par sa transformation en acidalbumine.

Il peut se faire qu'on ait ajouté une quantité d'acide acétique insuffisante pour précipiter tout le mucus. Pour s'en rendre compte, il suffit d'ajouter une goutte d'acide acétique aux premières gouttes du filtrat; s'il ne se produit aucun trouble, c'est que la quantité d'acide est suffisante; en cas contraire, le filtrat devient trouble.

Le liquide filtré, sur lequel doit porter l'analyse, doit être clair, limpide ou légèrement jaunâtre.

III

Tube d'Esbach

Pour la plupart des examens le tube d'Esbach ordinaire suffit : la préparation est la même que pour l'analyse des urines.

Le filtrat est versé dans le tube jusqu'au trait U, la liqueur picro-citrique jusqu'au trait R.

Le tube est renversé une dizaine de fois, de façon à mélanger intimement les deux liquides, et laissé au repos pendant vingt-quatre heures.

A ce moment il suffit de lire le chiffre correspondant à la limite supérieure du dépôt; en multipliant ce chiffre par le degré de dilution, on obtient la quantité d'albumine par litre.

Pour certains examens portant sur de petites quantités d'albumine, ou qui donnent des quantités d'albumine inférieures à 50 centigrammes (première graduation du tube d'Esbach ordinaire), nous avons employé le tube d'Esbach perfectionné.

Ce tube se termine par une extrémité effilée; cette partie allongée du tube, qui mesure le premier gramme, est partagée en 20 divisions correspondant chacune à 5 centigrammes.

Cela permet de mesurer de très petites quantités d'albumine, et par suite, quand la quantité de crachats est faible, de les diluer suffisamment pour avoir la quantité de liquide filtré nécessaire à la préparation d'un tube.

Dans certains cas, néanmoins, l'albumine n'existe qu'à l'état de traces qu'on ne peut doser : il faut alors se contenter d'une analyse qualitative.

Nous employons alors la réaction à l'acide azotique; procédé très sensible qui décèle l'albumine par la formation d'un disque blanchâtre à la limite de séparation des deux liquides.

Nos examens ont porté sur les crachats de 122 tuberculeux soumis à la cure d'air et de repos et ont été tous positifs.

Un résultat négatif obtenu chez un tuberculeux guéri est intéressant à signaler. Il s'agit d'un jeune homme âgé de 20 ans, entré au Sanatorium en décembre 1910 pour fibro-caséeuse du lobe supérieur droit avec foyer de ramollissement en pleine activité. Mauvais état général. Troubles gastriques; anorexie, vomissements. État fébrile (39°5, température rectale), bacille tuberculeux N° 6.

La température élevée persiste pendant plusieurs mois,

pendant lesquels le malade est soumis au repos au lit.

Au bout de ce temps, il se produit une amélioration des fonctions gastriques, la température baisse peu à peu, et après dix-huit mois de cure diététo-hygiénique, le malade quitte le Sanatorium (février 1912) pour vivre à la campagne où il fournit un travail assez pénible.

Depuis sa sortie, le malade a toujours travaillé sans aucun arrêt; il n'a pas maigri. Il ne tousse pas, mais crache un peu, n'a jamais eu d'élévation de température. Pas de bacilles dans les crachats. L'albumino-réaction est négative. (Septembre-Octobre 1913).

La quantité d'albumine que nous avons obtenue dans toutes nos recherches varie de 0 gr. 50 à 16 grammes.

Nous avons divisé nos observations en quatre grands groupes, d'après la quantité d'albumine.

Groupe A. — Cas où l'albumino-réaction positive donne moins de 50 centigrammes au tube d'Esbach.

Groupe B. — Cas où la quantité d'albumine varie de 50 centigrammes à 4 grammes.

Groupe C. — Cas où la quantité d'albumine varie de 4 à 8 grammes.

Groupe D. — Cas où la quantité d'albumine est supérieure à 8 grammes.

GROUPE A

Observation I (personnelle)

M..., C., âgé de 40 ans, employé des postes.

Antécédents héréditaires. — Père décédé de tuberculose pulmonaire. Santé habituelle bonne. A fait son service militaire. Début par une hémoptysie assez abondante.

Actuellement tousse et crache peu. Etat général très bon.
Auscultation. — Infiltration légère du lobe supérieur droit. Sommet gauche suspect.

Septembre 1913 .

Bacille tuberculeux	N° 2
Quantité de crachats en 24 heures	10 cm^3
Albumine (au litre) ESBACH perfectionné).	0 gr. 15

Octobre 1913 :

Quantité de crachats en 24 heures	15 cm^3
Quantité d'albumine (au litre)...........	0 gr. 10

OBSERVATION II (personnelle)

S..., M., âgé de 25 ans, employé de banque.
Rien dans les antécédents.
Santé toujours délicate.
Actuellement ne tousse pas, mais crache un peu.
Assez bon état général.
Auscultation. — Induration du sommet gauche.
Foyer de pleurite à la base droite.

Septembre 1913 :

Bacille tuberculeux	N° 0
Quantité de crachats en 24 heures	15 cm^3

Albumino-réaction positive.

Octobre 1913 :

Quantité de crachats en 24 heures	15 cm^3
Quantité d'albumine (au litre)	0 gr. 10

OBSERVATION III (personnelle)

M..., S., 25 ans, employé de commerce.
Rien dans les antécédents héréditaires ou collatéraux.
Santé habituelle bonne.

Début en mars 1913 par pleurésie suivie de faiblesse générale, amaigrissement, sueurs nocturnes.

Actuellement le malade tousse et crache, et présente un bon état général.

Auscultation. — Faiblesse respiratoire à gauche. A droite, faiblesse respiratoire avec frottements pleuraux.

Septembre 1913 :

Bacille tuberculeux	N° 0
Quantité de crachats en 24 heures	30 cm³
Albumino-réaction positive	Acide azotique.

Observation IV (personnelle)

B..., E., 19 ans, journalier.

Rien dans ses antécédents héréditaires.

Santé habituelle délicate.

A eu une pleurésie à l'âge de 9 ans. Tousse depuis plusieurs années.

Actuellement tousse et crache peu. État général assez bon.

Auscultation. — Au sommet droit l'inspiration est rude et saccadée, l'expiration soufflante. Pas de signes adventices. A la base frottements pleuraux.

Septembre 1913 :

Bacille tuberculeux	N° 0
Quantité de crachats en 24 heures	5 cm³
Albumino-réaction positive	Acide azotique.

Octobre 1913 :

Quantité de crachats en 24 heures	5 cm³
Quantité d'albumine au litre	0 gr. 10

Observation V (personnelle)

D..., J., 19 ans, musicien.

Rien dans les antécédents.

Santé habituelle bonne.

Début en juin par une bronchite suivie de légères hémoptysies.

Actuellement le malade tousse et crache peu. Excellent état général.

Examen. — Submatité au sommet droit en arrière.

Auscultation. — Inspiration rude, expiration prolongée dans la sus-épineuse. Pas d'adventices. A la base frottements pleuraux.

Bacille tuberculeux .... N° 0
Quantité de crachats en 24 heures .... 10 cm³
Albumino-réaction positive .... Acide azotique

Observation VI (personnelle)

D..., H., 19 ans, mineur.

Rien dans les antécédents.

Début en décembre 1911 par de la toux et de la fatigue qui ont obligé le malade plusieurs fois à cesser le travail et se reposer.

Entre au sanatorium en juin 1913.

Tousse et crache peu. A beaucoup maigri.

Examen. — Grande faiblesse respiratoire au poumon gauche en arrière. A droite, la respiration est rude et saccadée à l'inspiration avec expiration prolongée. Pas d'adventices.

Bacille tuberculeux .... N° 0
Quantité de crachats en 24 heures .... 5 cm³
Albumino-réaction positive .... Acide azotique.

OBSERVATION VII (personnelle)

D..., L., 36 ans, garçon de magasin.

Ne présente absolument rien dans ses antécédents.

Santé habituelle bonne jusqu'en octobre 1912 où le malade a une hémoptysie peu abondante.

Actuellement le malade tousse et crache, ne fait pas de fièvre et ne présente pas d'essoufflement. Très bon état général.

Examen. — Présente une submatité de la fosse sus-épineuse à gauche, avec quelques craquements secs.

Modification respiratoire : inspiration rude, expiration prolongée au sommet droit.

Bacille tuberculeux	N° 2
Quantité de crachats en 24 heures	20 cm³
Quantité d'albumine (au litre)	0 gr. 30

OBSERVATION VIII (personnelle)

J..., J.-B., 37 ans, employé d'octroi.

Ne présente rien dans ses antécédents héréditaires.

Tousse fréquemment l'hiver depuis deux ans. Hémoptysie en juillet 1913.

Actuellement tousse et crache, mais n'a pas d'essoufflement ; pas de température.

Auscultation. — Infiltration du lobe supérieur gauche avec début de ramollissement. Induration du sommet droit.

Bacille tuberculeux	N° 0
Quantité de crachats en 24 heures	30 cm³
Quantité d'albumine (au litre)	0 gr. 20

Observation IX (Thèse du docteur Smolizanski)

G..., S., 21 ans.

Antécédents collatéraux. — Oncle mort de tuberculose. La santé habituelle a toujours été médiocre.

Est malade depuis novembre 1909. Se sent fatigué, tousse et crache peu. Est légèrement essoufflé. Pas d'hémoptysie. Pas de fièvre.

Examen. — Sclérose bilatérale, un peu plus dense à gauche, caractérisée surtout par la rudesse respiratoire avec type soufflant et prolongation d'expiration, quelques bruits sourds discrets à gauche difficiles à caractériser.

Bacille tuberculeux 0
Quantité de crachats en 24 heures .... 15 cm³
Quantité d'albumine (par litre) bien inférieure à .... 0 gr. 50

Observation X (Thèse du docteur Smolizanski)

B..., G., 24 ans, épicier.

Rien à signaler dans ses antécédents héréditaires et collatéraux.

Maladies antérieures. Bronchites fréquentes, pleurésie à 10 ans, adénite sous-maxillaire.

Est malade depuis 2 ans, a eu quelques crachats hémoptoïques.

Examen. — Sclérose bilatérale plus dense à droite et plus étendue en arrière de ce côté; quelques craquements discrets en avant. Basites dans la région axillaire.

Bacille tuberculeux 0
Quantité de crachats en 24 heures .... 10 cm³
Quantité d'albumine (par litre) un peu au-dessous de .... 0 gr. 50

Sur nos 122 examens de crachats, nous avons obtenu 22 fois une quantité d'albumine inférieure à 50 centigrammes.

Les observations des malades, chez lesquels nous avons obtenu un tel résultat, peuvent se comparer exactement à celles que nous avons publiées (Observations I à X).

Il s'agit toujours de tuberculeux au début, présentant surtout, à l'auscultation, des modifications respiratoires ou quelques craquements secs. Chez ces 22 malades, trois fois la recherche des bacilles a été positive; 19 fois elle fut négative.

Toutes nos préparations de crachats ont été colorées par la méthode de Ziehl; nous avons noté l'abondance des bacilles en nous servant de l'échelle de Gaffky, qui comprend dix degrés, d'après le nombre de bacille trouvé par champ microscopique.

(Objectif à immersion 1/16 — Oculaire n° 4).

Échelle de Gaffky

N° 1. 1 à 4 bacilles dans toute la préparation.
N° 2. 1 bacille dans plusieurs champs.
N° 3. 1 bacille sur chaque champ.
N° 4. 2 à 3 bacilles par champ.
N° 5. 4 à 6 bacilles par champ.
N° 6. 7 à 12 bacilles par champ.
N° 7. Quantité moyenne supérieure à 12 bacilles par champ.
N° 8. Bacilles nombreux.
N° 9. Bacilles très nombreux.
N° 10. Bouillon de culture.

GROUPE B

Observation XI (personnelle)

C..., H., 26 ans, employé de banque.

Une de ses sœurs est décédée de tuberculose pulmonaire.

Santé habituelle bonne.

Début en août 1910 par une forte hémoptysie.

Actuellement tousse et crache. Ne présente ni essoufflement ni fièvre. Etat général bon.

Auscultation. — Fibro-caséeuse du lobe supérieur gauche avec foyer de ramollissement au sommet.

Bacille tuberculeux .... N° 3
Quantité de crachats en 24 heures .... 20 cm³
Quantité d'albumine (au litre) .... 1 gr.

Observation XII (personnelle)

V..., A., 31 ans, camionneur.

Père décédé de tuberculose pulmonaire.

Un frère décédé de tuberculose pulmonaire.

Santé habituelle bonne, a fait son service militaire.

Début en décembre 1912 par une bronchite à résolution traînante.

Actuellement tousse et crache peu. Un peu d'essoufflement. Pas de température. Bon état général.

Auscultation. — Fibro-caséeuse du lobe supérieur droit avec début de ramollissement.

Septembre 1913 :

Bacille tuberculeux 0
Quantité de crachats en 24 heures .... 30 cm³
Quantité d'albumine (au litre) .... 1 gr. 50

Octobre 1913 :

Quantité de crachats en 24 heures .... 40 cm³
Quantité d'albumine (au litre) .... 1 gr. 50

Observation XIII (personnelle)

D..., H., 20 ans, mouleur en cuivre.

Rien dans les antécédents.

Santé habituelle très bonne. Début en décembre 1911 par une forte hémoptysie.

Actuellement le malade tousse et crache un peu. Présente un peu d'essoufflement. Pas de température.

Auscultation. — Fibro-caséeuse droite avec signes de ramollissement peu denses disséminés sur toute la hauteur.

Septembre 1913 :

Bacille tuberculeux 0
Quantité de crachats en 24 heures .... 15 cm³
Quantité d'albumine (par litre).......... 2 gr.

Octobre 1913 :

Auscultation. — Les signes humides ont nettement diminué.

Quantité de crachats en 24 heures .... 15 cm³
Quantité d'albumine (au litre) .... 1 gr. 50

Observation XIV (personnelle)

L..., E., employé des Douanes.

Rien dans les antécédents héréditaires.

Antécédents personnels. — Pleurésie en 1910.

Début par forte hémoptysie en juillet 1911.

Actuellement le malade tousse et crache. Pas d'essoufflement ni de température. Très bon état général.

Auscultation. — Fibro-caséeuse à droite avec foyer de ramollissement au lobe supérieur.

Bacille tuberculeux .... N° 4
Quantité de crachats en 24 heures .... 30 cm³
Quantité d'albumine (au litre) .... 2 gr.

OBSERVATION XV (personnelle)

L..., L., 43 ans, journaliste.

Père décédé de pleurésie.

Santé habituelle bonne.

Début en 1911 par bronchite suivie de légère hémoptysie, d'amaigrissement, anorexie, sueurs nocturnes.

Actuellement tousse et crache. Pas d'essoufflement ni de fièvre. Etat général assez bon.

Auscultation. — Fibro-caséeuse gauche avec foyer de ramollissement au lobe supérieur (craquements humides peu nombreux).

Bacille tuberculeux 0
Quantité de crachats en 24 heures .... 20 cm³
Quantité d'albumine (au litre) .... 2 gr.

OBSERVATION XVI (personnelle)

B..., P., 20 ans, commis épicier.

Rien dans les antécédents héréditaires.

A fait une bronchite à l'âge de 2 ans, pleurésie il y a un an.

Actuellement tousse et crache. Pas d'essoufflement. Subfébrile (température rectale 37,7).

Auscultation. — Quelques craquements humides au sommet gauche. A droite, grande faiblesse respiratoire avec craquements humides disséminés au lobe supérieur. Frottements pleuraux à la base.

Bacille tuberculeux .... N° 3
Quantité de crachats en 24 heures .... 50 cm³
Quantité d'albumine (au litre) .... 2 gr.

OBSERVATION XVII (personnelle)

W..., J.-B., 45 ans, instituteur.

Père décédé de fluxion de poitrine.

Pneumonie à l'âge de 14 ans.

Tousse et crache assez abondamment. Pas d'essoufflement ni de température.

Auscultation. — Infiltration du lobe supérieur gauche avec quelques râles humides sur toute la hauteur. Infiltration du sommet droit.

Bacille tuberculeux	0
Quantité de crachats en 24 heures	45 cm^3
Quantité d'albumine (au litre)	2 gr.

OBSERVATION XVIII (personnelle)

D..., M., employé de banque.

Père décédé de tuberculose pulmonaire.

Pneumonie à l'âge de 4 ans.

Santé toujours délicate depuis. Forte hémoptysie en mai 1912.

Ne présente pas d'essoufflement ni de température. État général bon.

Auscultation. — Fibro-caséeuse gauche avec début de ramollissement au sommet (craquements humides assez denses dans la sous-claviculaire, quelques-uns dans la sus-épineuse). Infiltration du sommet droit.

Bacille tuberculeux	N° 3
Quantité de crachats en 24 heures	35 cm^3
Quantité d'albumine au litre	3 gr.

Observation XIX (personnelle)

N..., A., 20 ans, garçon de café.

Père et mère décédés de tuberculose pulmonaire.

Deux tantes et grands-parents maternels décédés de tuberculose pulmonaire.

A eu de gros ganglions cervicaux dans sa jeunesse.

Tousse depuis très longtemps.

Entre au Sanatorium en juillet 1912.

A ce moment l'état général est mauvais, le malade a considérablement maigri et fait de la température (38°3 rectale).

Auscultation. — Fibro-caséeuse gauche avec râles humides assez denses jusqu'à la ligne mamelonnaire en avant, et la pointe de l'omoplate en arrière.

Quelques signes de ramollissement au sommet droit.

Octobre 1913. — L'état général du malade est très bon. Augmentation de poids de 10 kilos. Le malade tousse et crache encore un peu. Ne fait plus de température et commence à travailler.

Auscultation. — Quelques craquements humides persistent dans la sous-claviculaire et la sus-épineuse gauche.

Bacille tuberculeux	N° 3
Quantité de crachats en 24 heures	30 cm³
Quantité d'albumine (au litre)	3 gr. 50

Observation XX (personnelle)

D..., L., 26 ans, facteur.

Deux frères sont décédés de tuberculose pulmonaire.

Adénite cervicale étant jeune. Tousse pendant l'hiver depuis très longtemps.

Entré au Sanatorium en avril 1913, avec mauvais état

général, toux fréquente, expectoration abondante et fièvre 38°6 (rectale).

Auscultation. — Infiltration bilatérale avec foyers de ramollissement aux lobes supérieurs.

En octobre 1913, l'état général est très amélioré. Augmentation de poids de 6 kilos. Diminution de la toux et de l'expectoration. Température normale.

Auscultation. — On note une très grande diminution des râles humides.

Bacille tuberculeux	N° 1
Quantité de crachats en 24 heures	45 cm³
Quantité d'albumine (au litre)	3 gr. 50

Sur les 122 examens que nous avons pratiqués, nous avons obtenu 48 fois les résultats variant de 50 centigrammes à 4 grammes.

39 fois la recherche des bacilles fut positive.

9 fois les bacilles firent défaut dans les crachats.

Dans tous les cas, il s'agit, ainsi que dans les observations publiées plus haut (de XI à XX), de malades présentant un foyer de ramollissement peu étendu et peu actif ou de malades (observations XIX et XX) dont l'activité des lésions, très étendues, a considérablement décru.

GROUPE C

Observation XXI (personnelle)

D..., M., 17 ans, garçon de magasin.

Rien dans ses antécédents héréditaires.

Début en janvier 1913 par bronchite suivie de faiblesse générale, troubles gastriques, légères hémoptysies.

Auscultation. — Induration du sommet droit avec quelques craquements humides.

Fibro-caséeuse gauche avec râles humides disséminés sur toute la hauteur, un peu plus denses à la base.

Bacille tuberculeux .... N° 2
Quantité de crachats en 24 heures .... 80 cm³
Quantité d'albumine (au litre) .... 4 gr.

Observation XXII (personnelle)

L..., G., 38 ans, employé de commerce.

Rien dans les antécédents héréditaires.

Santé habituelle bonne, jusqu'en janvier 1913, où le malade, qui se fatigue très facilement depuis deux mois et tousse un peu le matin, a une légère hémoptysie.

Actuellement, le malade tousse et crache beaucoup.

Pas d'essoufflement ni de température. Assez bon état général.

Auscultation. — Fibro-caséeuse droite avec ramollissement du lobe supérieur.

Quelques craquements secs dans la sous-claviculaire gauche.

Bacille tuberculeux .... N° 6
Quantité de crachats en 24 heures .... 75 cm³
Quantité d'albumine (au litre) .... 4 gr.

Observation XXIII (personnelle)

D..., G., 48 ans, mécanicien.

A eu une fièvre typhoïde grave à l'âge de 25 ans; tousse l'hiver depuis 1907. A fait une série d'hémoptysies en janvier 1912. Amaigrissement prononcé.

Actuellement tousse et crache. Léger essoufflement. Pas de température. Etat général médiocre.

Auscultation. — Craquements humides aux lobes supérieurs des deux côtés, plus denses à gauche dans la sous-claviculaire.

Bacille tuberculeux	N° 4
Quantité de crachats en 24 heures	50 cm³
Quantité d'albumine (au litre)	4 gr.

Observation XXIV (personnelle)

H..., L., 25 ans, musicien.

Père et mère décédés de tuberculose pulmonaire. Deux sœurs décédées de tuberculose pulmonaire.

Santé habituelle assez bonne. Pneumonie au régiment. A toujours toussé depuis; légères hémoptysies en janvier 1913.

Actuellement t[illegible]e et crache; pas d'essoufflement ni de température. Bon état général.

Auscultation. — Induration du sommet gauche avec début de ramollissement.

A droite. Fibro-caséeuse avec foyer de ramollissement étendu à toute la hauteur en avant (gros râles humides au sommet). Quelques râles humides fins dans la sus-épineuse.

Bacille tuberculeux	N° 4
Quantité de crachats en 24 heures	30 cm³
Quantité d'albumine (au litre)	4 gr. 50

Observation XXV (personnelle)

Q..., A., 26 ans, tulliste.

Rien dans ses antécédents héréditaires.

Pleurésie en 1908. Bronchites fréquentes l'hiver depuis cette date. Légère hémoptysie en août 1913.

Bon état général.

Actuellement tousse et crache. Pas d'essoufflement ni de température.

Auscultation. — A gauche : Grande faiblesse respiratoire

avec craquements humides disséminés au lobe supérieur

A droite : Craquements humides au lobe supérieur.

Bacille tuberculeux .... N° 5

Quantité de crachats en 24 heures .... 30 cm³

Quantité d'albumine (au litre)........... 5 gr.

Observation XXVI (personnelle)

B..., H., 35 ans, facteur.

Mère décédée de tuberculose pulmonaire.

Un frère décédé de tuberculose pulmonaire.

Santé habituelle bonne.

Début en août 1911 par bronchite à la suite de laquelle le malade continue à tousser et cracher le matin. Légère hémoptysie en janvier 1912. Assez bon état général.

Auscultation. — Fibro-caséeuse bilatérale avec foyer en pleine activité au sommet gauche.

Bacille tuberculeux .... N° 4

Quantité de crachats en 24 heures........ 30 cm³

Quantité d'albumine (au litre)........... 5 gr.

Observation XXVII (personnelle)

L..., A., 33 ans, ouvrier en pianos.

Père décédé de tuberculose pulmonaire.

Début en juin 1911 par hémoptysie.

Actuellement tousse et crache; ne présente ni essoufflement ni fièvre. Etat général bon.

Auscultation. — A gauche, inspiration rude, expiration soufflante avec foyer de gros râles humides au sommet; au-dessous les râles humides persistent, moins gros, dans tout le lobe supérieur.

Bacille tuberculeux .... N° 4

Quantité de crachats en 24 heures........ 45 cm³

Quantité d'albumine (au litre)........... 5 gr.

Observation XXVIII (personnelle)

H..., A., 25 ans, Professeur.

Rien dans les antécédents héréditaires.

Santé toujours délicate. Adénite cervicale et pneumonie dans la première enfance. Pleurésie droite à l'âge de 11 ans.

A fait toute une série d'hémoptysies assez abondantes depuis mars 1912.

Actuellement tousse et crache. Présente un peu d'essoufflement. Poussées congestives assez fréquentes, s'accompagnant de fièvre et d'hémoptysies.

Auscultation. — A gauche : Respiration rude avec râles humides nombreux et denses sur presque toute la hauteur.

A droite : Quelques craquements humides dans la sous-claviculaire.

Bacille tuberculeux	N° 5
Quantité de crachats en 24 heures	45 cm³
Quantité d'albumine (au litre)...........	6 gr.

Observation XXIX (personnelle)

H..., M., 21 ans, employé de bureau.

Rien dans les antécédents héréditaires.

A toujours été d'une santé délicate.

Tousse depuis très longtemps. Adénite cervicale opérée en 1912.

Actuellement tousse et crache. Pas de température. Essoufflement assez fort.

Auscultation. — Caverne au sommet droit avec signes de ramollissement peu nombreux au lobe supérieur.

Quelques craquements secs au sommet gauche.

Bacille tuberculeux	N° 5
Quantité de crachats en 24 heures........	40 cm³
Quantité d'albumine (au litre)...........	7 gr.

Observation XXX (personnelle)

P..., A., 26 ans, comptable.

Rien dans les antécédents héréditaires.

Santé habituelle bonne. A fait son service militaire.

Début en août 1912, bronchite suivie de toux matutinale persistante, faiblesse générale, amaigrissement, sueurs nocturnes.

Légères hémoptysies en octobre 1912 et mai 1913.

Actuellement tousse et crache. Est légèrement essoufflé et fait un peu de température le soir. Maximum 38°2 (rectale).

Auscultation. — Fibro-caséeuse à gauche avec ramollissement de tout le lobe supérieur.

Fibro-caséeuse droite avec foyer de ramollissement limité à la sous-claviculaire.

Bacille tuberculeux	N° 4
Quantité de crachats en 24 heures	35 cm³
Quantité d'albumine (au litre)..........	8 gr.

Observation XXXI (personnelle)

B..., M., 25 ans, répétiteur.

Rien dans les antécédents héréditaires.

Santé habituelle bonne. A fait deux années de service militaire.

Début par bronchite à résolution traînante.

Actuellement tousse et crache. Poussées congestives fréquentes avec fièvre 38°9 (rectale).

Auscultation. — Fibro-caséeuse à gauche avec râles humides sur toute la hauteur. Induration du sommet droit avec début de ramollissement. Laryngite.

Octobre 1913 :

Bacille tuberculeux .... N° 7

Quantité de crachats en 24 heures........ 80 cm³

Quantité d'albumine (au litre)........... 8 gr.

Nous publions plus loin (observation XXXV) un dosage fait, pendant une poussée congestive, chez ce même malade.

Observation XXXII (personnelle)

V..., B., 31 ans, tisserand.

Père décédé de tuberculose pulmonaire.

Santé habituelle bonne; a fait son service militaire.

Début par bronchite. Hémoptysie en août 1910.

Actuellement tousse et crache. Présente de l'essoufflement à la marche. Pas d'élévation de température, tachycardie.

Auscultation. — Cavernule au sommet gauche en avant. Foyer de ramollissement étendu à tout le lobe supérieur. Fibro-caséeuse droite avec foyer de craquements humides denses dans la sous-claviculaire.

Bacille tuberculeux .... N° 4

Quantité de crachats en 24 heures........ 75 cm³

Quantité d'albumine (au litre)........... 8 gr.

Observation XXXIII (personnelle)

B..., G., 20 ans, mineur.

Père et mère décédés de tuberculose pulmonaire.

Maladie antérieure. Fièvre typhoïde à l'âge de 16 ans.

Début par légères hémoptysies, toux, amaigrissement, sueurs nocturnes.

Actuellement tousse beaucoup et crache. Léger essoufflement à la marche. Subfébrile. Poussées de bronchite assez fréquentes.

Auscultation. — Fibro-caséeuse à droite avec signes humides nombreux mêlés de sibillances au lobe supérieur. Frottements pleuraux à la base.

Craquements humides dans la sous-claviculaire gauche. Laryngite.

Bacille tuberculeux	N° 8
Quantité de crachats en 24 heures........	60 cm³
Quantité d'albumine (au litre)...........	8 gr.

Observation XXXIV (personnelle)

C..., C., 17 ans, mineur.

Antécédents héréditaires. Père alcoolique.

Antécédents collatéraux. Une sœur décédée de tuberculose pulmonaire.

Santé habituelle assez bonne. Début apparent en juillet 1912 (crachats hémoptoïques), toux, fatigue, anorexie, points douloureux.

Actuellement tousse et crache, présente un peu d'essoufflement. Subfébrile 37°9 (température rectale). Tachycardie. Bon état général.

Auscultation. — Fibro-caséeuse gauche avec signes de ramollissement dans la sous-claviculaire; craquements humides disséminés sur toute la hauteur du poumon en arrière. Infiltration du lobe supérieur droit.

Bacille tuberculeux	N° 7
Quantité de crachats en 24 heures	30 cm³
Quantité d'albumine au litre	8 gr.

Observation XXXV (personnelle)

D..., R., 23 ans, étudiant.

Rien dans ses antécédents héréditaires.

Début en juin 1908 par de la fatigue et de la toux matutinale, des sueurs nocturnes; de l'amaigrissement et de la température vespérale.

Pendant deux ans, la maladie continue à évoluer avec poussées fébriles fréquentes (39°5 température rectale), et amaigrissement presque continuel malgré un repos continu.

Actuellement le malade ne fait plus de température; rapidement essoufflé à la marche, il tousse et crache peu.

Auscultation. — Gros souffle cavitaire au sommet gauche avec quelques signes humides.

Souffle cavitaire à droite avec quelques frottements au sommet. Symphyse pleuro-péricardique.

Bacille tuberculeux	N° 5
Quantité de crachats en 24 heures........	15 cm³
Quantité d'albumine (au litre)...........	8 gr.

Sur les 122 examens de crachats que nous avons pratiqués, nous avons obtenu 46 fois des résultats variant de 4 à 8 grammes.

Dans tous les cas, la recherche du bacille dans les crachats a été positive.

En examinant les observations de ces malades, on peut les diviser en deux groupes nettement distincts.

1° Malades ayant des lésions de ramollissement très étendues, mais dont l'état général reste bon et qui se défendent bien. Chez ces malades, nous avons toujours trouvé une quantité d'albumine supérieure à 4 grammes, mais inférieure à 6 grammes (Observations XXI à XXVII).

2° Dans le deuxième groupe nous rangeons les malades ayant une quantité d'albumine variant de 6 à 8 grammes. Chez tous ces malades, nous notons des lésions pulmonaires extrêmement avancées (Observations XXIX, XXXII, XXXV) ou des lésions étendues s'accompagnant de symptômes (poussées congestives fréquentes, température élevée, tachycardie, etc.), aggravant beaucoup le pronostic (Observations XXVIII, XXX, XXXI, XXXIII, XXXIV).

Dans tous les cas que nous avons publiés jusqu'ici, l'analyse des crachats a toujours été pratiquée en dehors de toute poussée congestive, et la recherche de l'albumine dans les urines donnait un résultat négatif.

Dans le groupe que nous publions plus loin (Observations XXXVI à XLII) l'analyse a été faite au moment d'une poussée congestive, ou chez des malades ayant de l'albumine dans les urines.

Chez tous ces malades, nous avons trouvé une quantité d'albumine de beaucoup supérieure à 8 grammes.

GROUPE D

Observation XXXVI (personnelle)

F..., G., 30 ans, corroyeur.

Rien dans les antécédents héréditaires.

Une sœur décédée de tuberculose pulmonaire près de laquelle le malade a habité plusieurs années.

Pas de maladies antérieures. A fait trois années de service militaire.

Début en décembre 1910 par congestion pulmonaire et légères hémoptysies.

Actuellement tousse beaucoup et crache. Poussées bronchitiques, avec fièvre, fréquentes.

Auscultation.— Sibillances nombreuses sur toute la hauteur du poumon gauche.

A droite, la respiration est rude et soufflante avec frottements mêlés de craquements à la base en arrière.

Bacille tuberculeux .... N° 4
Quantité de crachats en 24 heures........ 75 cm³
Quantité d'albumine (au litre)........... 12 gr.
Albumine dans les urines................ 0

Observation XXXVII (personnelle)

B..., M., 25 ans, répétiteur (observation XXXI).

Dosage effectué pendant une poussée congestive.

Bacille tuberculeux .... N° 7
Quantité de crachats en 24 heures........ 100 cm³
Quantité d'albumine au litre .... 12 gr.
Albumine dans les urines................ 0

Observation XXXVIII (personnelle)

P..., A., 26 ans, employé de banque.

Rien dans les antécédents héréditaires et collatéraux.

Santé habituelle bonne jusqu'en 1907 où le malade contracte au régiment une pneumonie qui le fait réformer.

Tousse tous les hivers depuis cette date.

Hémoptysie abondante il y a deux ans. Hématurie légère il y a dix-huit mois.

Actuellement tousse, crache et présente de l'essoufflement.

Poussées congestives assez fréquentes. Etat général bon.

Auscultation. — Fibro-caséeuse à droite avec foyer actif de ramollissement au lobe supérieur.

Bacille tuberculeux	N° 4
Quantité de crachats en 24 heures........	40 cm³
Quantité d'albumine (au litre)...........	14 gr.
Albumine dans les urines................	0 gr. 50

Observation XXXIX (personnelle)

M..., C., 23 ans, employé de commerce.

Mère décédée de tuberculose. Un frère et une sœur décédés de tuberculose.

Santé habituelle délicate. Le malade tousse depuis très longtemps.

Début apparent en mai 1912 par faiblesse générale, points douloureux, toux fréquente et fièvre.

Auscultation. — Forme ulcéreuse à droite, avec craquements humides sur toute la hauteur en arrière, limité au creux sus-claviculaire en avant.

Faiblesse respiratoire à gauche.

Au moment où l'analyse est pratiquée, le malade fait une forte poussée congestive. Température rectale maxima (39°5).

Bacille tuberculeux	N° 9
Quantité de crachats en 24 heures........	45 cm³
Quantité d'albumine au litre	14 gr.

Observation XL (personnelle)

T..., P., 22 ans, coiffeur.

Rien dans les antécédents héréditaires et collatéraux.

Santé habituelle bonne.

Début en 1910 par refroidissement suivi de bronchite à résolution traînante.

Actuellement tousse et crache. Présente de l'essoufflement. Température vespérale (38°1 rectale). Tachycardie.

Auscultation. — Fibro-caséeuse bilatérale avec foyer de ramollissement en pleine activité aux lobes supérieurs. Bronchite.

Bacille tuberculeux .... N° 5
Quantité de crachats en 24 heures........ 60 cm³
Quantité d'albumine (au litre)........... 16 gr.
Traces d'albumine dans les urines.

OBSERVATION XLI (personnelle)

V..., P., 26 ans, orfèvre.

Rien dans les antécédents.

Santé habituelle bonne. Pleurésie en 1911 pendant son service militaire.

Auscultation. — Fibro-caséeuse gauche avec gros foyer de ramollissement dans la sous-claviculaire. Induration du lobe supérieur droit avec début de ramollissement.

Au moment où nous pratiquons l'analyse des crachats, le malade est en pleine poussée évolutive. Température rectale (39°).

Bacille tuberculeux .... N° 6
Quantité de crachats en 24 heures........ 45 cm³
Quantité d'albumine (au litre)........... 16 gr.

OBSERVATION XLII (docteur SMOLIZANSKI, thèse Paris, 1911)

R..., L., 23 ans, tourneur-mécanicien.

Antécédents collatéraux. — Une sœur morte de méningite, un frère vivant est atteint d'un mal de POTT.

La maladie a débuté, il y a deux ans environs, par de la toux.

A eu quelques filets de sang dans ses crachats.

Actuellement présente un état général très mauvais. Fait tous les soirs de fortes poussées de fièvre, tousse, crache et transpire beaucoup. Est très essoufflé. Ses urines contiennent 1 gramme d'albumine environ par litre (8 octobre).

Examen. — Fibro-caséeuse bilatérale occupant tout le poumon droit avec gros foyer cavernuleux au sommet en pleine ulcération.

Localisation plus limitée, mais en évolution à gauche.

Bacille tuberculeux .... N° 5
Quantité de crachats en 24 heures........ 10 cm³
Quantité d'albumine (au litre)........... 22 gr.

A ce moment l'analyse des urines révèle une dose d'albumine dépassant 15 grammes par litre.

CONCLUSIONS

La recherche de l'albumine dans les crachats est toujours positive dans la tuberculose pulmonaire ; un résultat négatif permet d'éliminer ce diagnostic.

On peut considérer comme guéri un tuberculeux chez lequel l'albumine disparaît.

Le dosage volumétrique de l'albumine dans les crachats au moyen du tube d'ESBACH chez un tuberculeux ne présentant pas d'albumine dans les urines, et en dehors de toute poussée congestive, donne des résultats proportionnels à l'étendue, la profondeur ou l'activité des lésions.

Lorsque la quantité d'albumine est inférieure à 50 centigrammes, il s'agit de tuberculeux au début, présentant peu de signes stéthoscopiques, et chez lesquels, très souvent, la recherche des bacilles dans les crachats reste négative.

Au-dessus de 50 centigrammes, il s'agit de tuberculeux ayant des lésions de ramollissement d'autant plus étendues et actives que la quantité d'albumine est plus grande. Une diminution de la quantité d'albumine coïncide généralement avec une régression des lésions.

Lorsque la quantité d'albumine dépasse 6 grammes, on peut conclure qu'il s'agit de malades porteurs de lésions très avancées et pour lesquels on peut porter un pronostic très sévère.

Lorsque la quantité d'albumine est de beaucoup supérieure à 8 grammes, on se trouve alors en présence d'un malade chez lequel une complication est venue exagérer le processus exsudatif (albuminurie, poussée congestive).

BIBLIOGRAPHIE

Besançon et de Jong. — Étude histo-chimique et cytologique des crachats des tuberculeux. (*Soc. méd. des Hôp. de Paris*, 27 novembre 1908). *Traité de l'examen des crachats.*

Brouardel et Gilbert. — Traité de médecine et de thérapeutique.

Cornu. — L'albumino-réaction des crachats dans le diagnostic de la tuberculose pulmonaire en psychiatrie. (*Progrès médical*, 9 avril 1910).

Darrasse. — De l'albumino-diagnostic dans les expectorations. (Thèse de Bordeaux. 1910).

Dettweiler et Setzer. — Examen des crachats. (In *Deutsche med. Wochenschrift*, 1878, N° 11).

Dieudonné. — Sur l'albumino-réaction. (Soc. de méd. de Leysin in *Revue médicale de la Suisse romande*, 1910).

Geeraerd. — L'albumino-réaction de l'expectoration chez les tuberculeux. (In *Tuberculosis*, vol. IX, p. 372-375).

Guinard (L.). — Revue de la tuberculose. (*Association internationale contre la tuberculose*, octobre 1901).

Mongour et Darrasse. — Albumino-réaction des crachats (*Réunion biologique de Bordeaux*, 5 avril 1910).

Oddo et Gachet. — L'albumino-réaction (réaction de Roger) dans la tuberculose pulmonaire. (*Marseille médical*, 15 janvier 1910).

Roger et Lévy-Valensi. — Analyse chimique des expectorations. Applications au diagnostic. (*Soc. méd. des Hôp. de Paris*, 23 juillet 1909).

ROGER. — *Bulletin de la Société méd. des Hôpitaux de Paris*, 21 octobre 1909.

ROGER et LÉVY-VALENSI. — Albumino-réaction des expectorations. (*Presse médicale*, 20 avril 1910.)

ROGER. — Recherche de l'albumine dans les crachats. (*Ass. fr. av. des Sciences*, août 1909.)

ROGER. — L'albumino-réaction des crachats tuberculeux. (*Soc. méd. des Hôp.*, 15 octobre 1909.)

ROGER, H. et MIKHAILOFF (de Montpellier). — De l'albumino-réaction des crachats tuberculeux. (*La Province médicale*, 14 mai 1910.)

ROULET. — Sur l'albumino-réaction appliquée aux expectorations des tuberculeux. (Société de méd. de Leysin, in *Revue médicale de la Suisse romande*, 20 avril 1910).

SMOLIZANSKI. — L'albumine dans les crachats des tuberculeux. Sa valeur diagnostique et pronostique. (Thèse de Paris, 1911).

WOURMANN (Mlle). — La recherche de l'albumine dans les expectorations. (Thèse de Paris, 1909.)

LILLE. — IMP. PLATEAU & Cie.

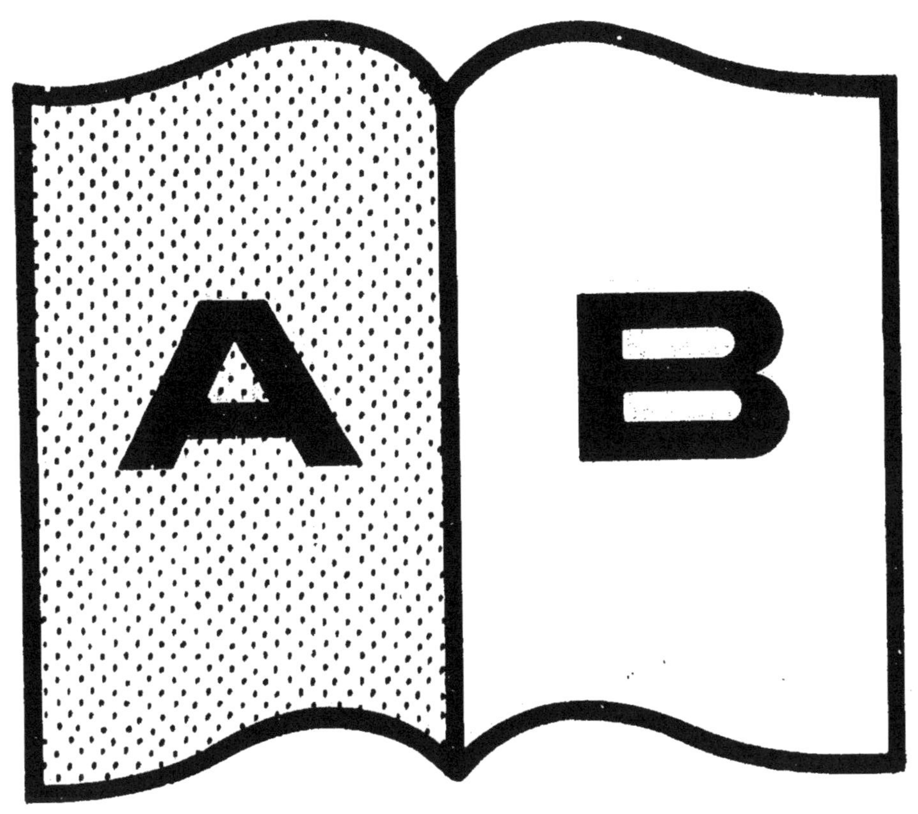

Contraste insuffisant

www.ingramcontent.com/pod-product-compliance
Ingram Content Group UK Ltd.
Pitfield, Milton Keynes, MK11 3LW, UK
UKHW020431230726
13925UKWH00004B/1696

9 782013 549042